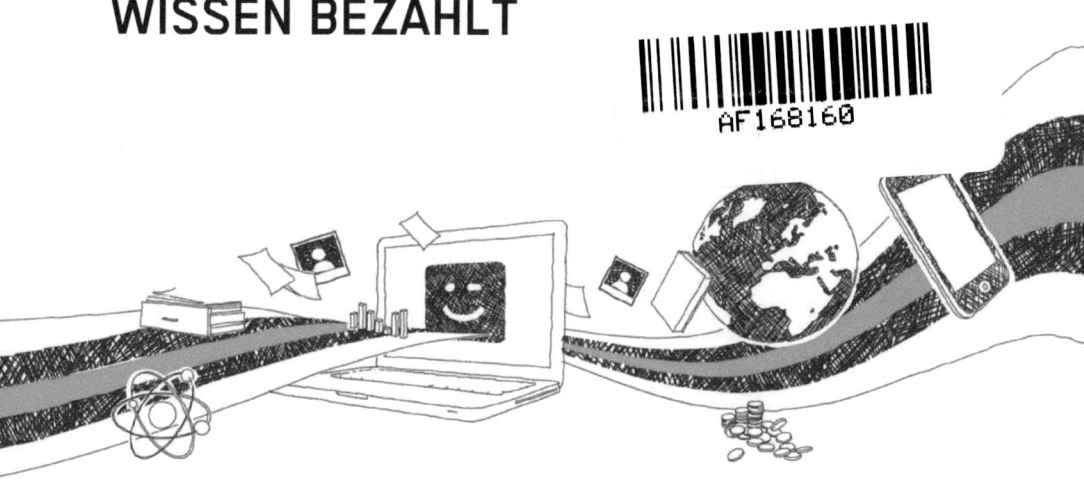
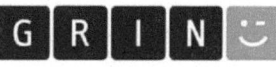

Bibliografische Information der Deutschen Nationalbibliothek:

Die Deutsche Bibliothek verzeichnet diese Publikation in der Deutschen National-
bibliografie; detaillierte bibliografische Daten sind im Internet über http://dnb.d-
nb.de/ abrufbar.

Impressum:

Copyright © 2015 GRIN Verlag, Open Publishing GmbH
Druck und Bindung: Books on Demand GmbH, Norderstedt Germany
ISBN: 978-3-668-15869-6

Dieses Buch bei GRIN:

http://www.grin.com/de/e-book/315790/senkung-des-pflegeaufwandes-durch-die-
einfuehrung-einer-neuen-blutzuckermessmethode

Katharina Krehan-Bastian

Senkung des Pflegeaufwandes durch die Einführung einer neuen Blutzuckermessmethode für Diabetes mellitus Typ 2 Patienten

Anwendung telemedizinscher Hilfsmittel zur dauerhaften Glukoseüberwachung in der Altersgruppe der ab-65-jährigen

GRIN Verlag

GRIN - Your knowledge has value

Der GRIN Verlag publiziert seit 1998 wissenschaftliche Arbeiten von Studenten, Hochschullehrern und anderen Akademikern als eBook und gedrucktes Buch. Die Verlagswebsite www.grin.com ist die ideale Plattform zur Veröffentlichung von Hausarbeiten, Abschlussarbeiten, wissenschaftlichen Aufsätzen, Dissertationen und Fachbüchern.

Besuchen Sie uns im Internet:

http://www.grin.com/

http://www.facebook.com/grincom

http://www.twitter.com/grin_com

Hochschule Magdeburg-Stendal (FH)
Fachbereich Sozial- und Gesundheitswesen

Projektkonzeption
Blutzuckerscannen

Ein Projekt zur Senkung des Pflegeaufwandes durch die Einführung einer neuen

Blutzuckermessmethode

Eingereicht von: Katharina Krehan-Bastian

Inhaltsverzeichnis

Abbildungsverzeichnis

Einleitung

Der Diabetes mellitus Typ 2 zählt zu den teuersten chronischen Erkrankungen in Deutschland und ist gleichzeitig eine der häufigsten Hauptdiagnosen im Krankenhaus. Die Erkrankung manifestiert sich zumeist im höheren Lebensalter. Die aktuellen Zahlen belegen eine Prävalenzzunahme um 2 %. Grundlage für die aktuellen Datenauswertungen bildete die Studie des DEGS1 der ersten umfassenden Datenerhebung zur Gesundheit Erwachsener in Deutschland (RKI, 2013). Eine sichere auf den Patienten bezogene Einstellung des Blutglukosewertes ist nur mit einer kontinuierlichen Blutzuckerbestimmung gegeben. Die Hilfsmittel zur Abbildung von kontinuierlichen Blutglukoseprofilen sind vorhanden, welche als solche vom Gemeinsamen Bundesausschuss (G-BA) bisher nicht so eingestuft sind. So ist der Zugang zur Nutzung durch die Betroffenen infolge der bisherigen finanziellen Barrieren erschwert und somit die Anwendung vorhandener neuer Technologien gering. Mit der Einstufung als Hilfsmittel, können Zukunftstechnologien wie z. B. Flash Glucose Monitoring Geräte für das Gesundheitswesen flächendeckend nutzbar gemacht werden (DDB, 2014). So belegt die italienische PRISMA Studie, dass eine Blutzuckerselbstmessung auch bei nicht insulinpflichtigen Typ 2 Diabetikern begünstigend auf den Krankheitsverlauf, die medikamentöse Therapie und in der Folge auch auf die Langzeitfolgeerkrankungen wirkt, welche mit der Häufigkeit der Blutzuckerschwankungen korreliert (Martin, S., 2014).

In diesem Projekt soll herausgestellt werden, dass der Einsatz von Geräten zur kontinuierlichen Blutzuckermessung bei geriatrischen Patienten mit Diabetes mellitus Typ 2 zu einer Verringerung des Pflegeaufwandes führt.

1 Problembetrachtung/ Problemaufriss

1.1 Veränderung der Diabetes mellitus Erkrankung

Verlässliche Daten zur Häufigkeit von Diabetes mellitus Typ 2 liefern vorhandene Studien wie die Studie zur Gesundheit Erwachsener in Deutschland (DEGS 1) des Robert Koch-Instituts (RKI). So gehen aktuelle Schätzungen der bevölkerungsbezogenen Surveys davon aus, dass bei 7 bis 8 % der erwachsenen Bevölkerung in Deutschland ein Typ-2-Diabetes diagnostiziert wird. In der Altersgruppe der 18 – 79 Jährigen gaben 7,2 % an, dass bei ihnen ein ärztlich diagnostizierter Diabetes mellitus Typ 2 vorliegt. Die Diabetesprävalenz steigt ab dem 50. Lebensjahr sprunghaft an. Dabei betrug diese in der Altersgruppe der 70 – 79 Jährigen mehr als 20 %. Um Veränderungen der Diabetesprävalenz der letzten Jahre beurteilen zu können, wurden die Daten der DEGS1 Studie und der methodengleiche Bundesgesundheitssurvey aus dem Jahr 1998 von der Deutschen Diabetes Gesellschaft betrachtet. Die Auswertung ergab, dass in den letzten 10 Jahren die Anzahl der Betroffenen um 1,3 Millionen auf 4,6 Millionen Menschen angestiegen ist. Darüber hinaus erkranken vor allem mehr Männer an Typ-2-Diabetes (Tamayo, T. & Rathmann, W., 2015, S. 9). Mit der demographischen Alterung ist ein Teil des relativen Anstiegs zu erklären. Jedoch der größere Teil des Anstiegs der Diabeteserkrankungen ist mit der demographischen Alterung nicht zu erklären, sondern auf die Veränderungen des Lebensstils, Wohn- bzw. Arbeitsumfelds und Veränderungen der Lebensbedingungen zurückzuführen. In einem Follow-up nach sieben Jahren ließ sich erstmals in der KORA Studie auf Basis des oralen Glukosetoleranztests die populationsbasierte Inzidenzrate (Neuerkrankungsrate) der älteren Bevölkerung (55 – 74 Jahre) mit 15 Neuerkrankungen pro 1000 Personenjahre nachweisen. Diese Inzidenzrate zählt zu einer der höchsten im europäischen Vergleich und bedeutet etwa 270.000 Neuerkrankungen pro Jahr. Darüber hinaus zeigt auch der Blick auf die Notwendigkeit der Behandlung im Krankenhaus von Patienten (65 Jahre und älter), dass die stationären Aufnahmen von Diabetikern dieser Altersgruppe, infolge multipler Komplikationen im Jahr 2013 fast 3 mal so hoch waren, als noch im Jahr 2000 (GBE, 2015).

1.2 Situation Pflege

Bereits 2008 stellte die Gesundheits- und Krankenpflege die größte Berufsgruppe mit ca. 774.000 Beschäftigten dar. Zu diesem Zeitpunkt wiesen Prognosen zudem auf einen künftigen Fachkräftemangel hin, welcher zu einer stärkeren Konkurrenz um ausgebildete Pflegende innerhalb der Sektoren führt. Von 1996 bis 2005 wurde die Zahl der Vollzeitbeschäftigten in der Pflege um 14 % gesenkt. Zudem hat sich die Arbeitsbelastung des Pflegepersonals dahingehend erhöht, dass diese häufig zu ihren regulären Arbeitszeiten zusätzliche Dienste infolge von Personalengpässen übernehmen. Diese Mehrarbeit empfinden die Mitarbeiter als physisch und psychisch belastend (Isfort et al., 2011, S. 6). Dies führt zu höherer Bereitschaft eines Arbeitsplatzwechsels. Längere personelle Engpässe in der Pflege sind mit der Senkung der Versorgungsqualität der Patienten verbunden, welche jedoch für ein Krankenhaus von zentraler Bedeutung ist. Auch der aktuelle Entwurf des Krankenhausstrukturgesetzes verbessert die angespannte Personalsituation in den Kliniken nicht (Radbruch, Ch., 2015). Gerade Diabetiker im höheren Alter sind häufiger von Krankenhauseinweisungen mit längeren Liegezeiten betroffen, welche zumeist bedingt sind durch bereits vorhandene Beeinträchtigungen wie z. B. Wundheilungsstörungen. Durch die Komplexität der Erkrankung Diabetes sowie dem Vorhandensein von Folge- oder Begleiterkrankungen sind ältere Menschen eine besondere Risikogruppe, so dass hier ein erhöhter pflegerischer Bedarf vorliegt (Hodeck, K., 2014, S. 1). Angesichts der allgemeinen Belastungen des pflegerischen Personals, stellt dies einen zusätzlichen Aufwand dar. Hier müssen Zeitreserven für den erhöhten Dokumentationsaufwand sowie die mehrmaligen Blutzuckermessungen geschaffen werden.

1.3 Blutzuckermessung (BZM)

Die am häufigsten angewendete Methode zur Blutzuckerbestimmung ist die kapillare Blutentnahme mittels Stechhilfe und ist dabei für den Diabetiker häufig unangenehm und schmerzhaft. Die Schmerzintensität ist abhängig von der Stechtiefe. Gleichzeitig ist eine bestimmte Stechtiefe die Voraussetzung zur Gewinnung von ausreichend Blut. An den Entnahmestellen (Fingerbeere) kommt es in der Folge zur Bildung von Hornhaut, welche eine Blutentnahme zusätzlich erschwert und die Lebensqualität der Betroffenen beeinträchtigt. Mit dieser Methode erlebt der Betroffene Negatives durch die mit der Blutzuckermessung verbundenen Schmerzen, welches zu einer Verringerung der Blutzuckerselbstmessungen führt und das Wohlbefinden der Diabetiker senkt. Auch dem behandelnden Arzt liefert eine punktuelle Messung nur unzureichende Informationen, so dass Blutzuckerschwankungen oft nicht erkannt und eine optimale Behandlung erschwert wird. Hier sind bereits andere Behandlungsmethoden möglich und lassen einen höheren Nutzen für alle Beteiligten erwarten.

1.4 Kontinuierliches Glukose Monitoring (CGM)

So wäre eine kontinuierliche Glukosekontrolle, die genauere Rückschlüsse auf den Blutzuckerwert gibt, bereits ohne schmerzhafte Blutentnahme möglich. In Deutschland sind Geräte zum kontinuierlichen Glukose Monitoring (CGM) erhältlich.

Indem die eingebundenen Komponenten in Real Time kommunizieren, ist die Implementierung von Insulinpumpe und Alarmfunktion, wie z. B. bei Hypoglykämie, möglich. Diese haben sich jedoch kaum etabliert. Ein Grund ist die vom Gesetzgeber vorgenommene Einordnung, basierend auf dem CGM-Bericht des IQWiG, als neue Untersuchungs- und Behandlungsmethode (NUB) und nicht als Hilfsmittel. Daraus ergibt sich für Diabetiker der Ausschluss einer entsprechenden Verordnung und es erfolgt kaum eine Kostenübernahme (Heinemann, L., Hermanns, N. & Siegmund, T., 2014). Das Institut für Qualität und Wirtschaftlichkeit im Gesundheitswesen (IQWiG) ist in seinem Abschlussbericht zum Nutzen dieser Geräte bei insulinpflichtigen Diabetikern der Auffassung, dass ein Nutzen für Patienten mit Diabetes mellitus Typ 2 und älter 65 Jahre nicht übertragbar ist (IQWiG, 2015, S. 188).

1.5 Flash Glukose Monitoring (FGM)

Die Flash Glukose Monitoring Geräte dienen vorrangig der Überwachung des Blutzuckerwertes unter Messung des Glukosewertes und stellen eine eigene Gerätekategorie dar. Diese sind dabei weder BZM noch CGM. Dabei sind die Geräte vorhanden und ohne ärztliche Verordnung erhältlich. Allerdings stellen diese Geräte eine Neuentwicklung dar, wobei der Nutzen dieser noch nicht durch Studien belegt wurde.

2 Entwicklung der Fragestellung

Die Flash Glukose Monitoring Geräte sind entwickelt und erhältlich, allerdings werden die Kosten hierfür von den gesetzlichen Krankenkassen nur im Einzelfall übernommen (Bodmer, T., 2015). Auch wenn mit dem E-Health-Gesetz die nötigen Rahmenbedingungen bereits vom Gesetzgeber geschaffen wurden. Um alle Betroffenen zu befähigen aktiv auf den Verlauf des Diabetes mellitus einwirken zu können, sollte der barrierefreie Zugang zu diesen Geräten möglich werden.

Unter der Gesamtbeachtung des Problemaufrisses ergeben sich für die Bearbeitung des Projektes verschiedene Fragen, welche nachfolgend formuliert werden:

- Kann mit dem Einsatz der FGM Technik die Senkung des zeitlichen Pflegeaufwandes beim Blutzuckermessvorgang erreicht werden?
- Führt der Einsatz der FGM Technik zu einem verbesserten Überblick über den Blutzuckerverlauf und die damit verbundene Visualisierung zu einem aktiveren Mitwirken des Patienten sowie einer verbesserten Einstellung der Medikation?

3   Thema und Zielstellung des Projektes

Das Thema des Projektes ist die Implementierung des Flash Glukose Monitorings (FGM) in den stationären Ablauf zur dauerhaften Blutzuckerüberwachung von Diabetes mellitus Typ 2 Patienten.

So wird ohne wiederkehrende Punktion der Blutzuckerwert des Patienten ermittelt. Dieses Gerät ist nach Einweisung in der Nutzung und Handhabung einfach anwendbar. Zudem wird den älteren Patienten der geriatrischen Station der eigenständige Umgang mit der FGM Technik vermittelt. Es misst im Unterhautfettgewebe kontinuierlich den Glukosewert. Indem das FGM-System weder nach dem Aufbringen noch während der Nutzungsdauer durch die bisherige kapillare Blutglukosemessung kalibriert werden muss. So wird nicht der Blutglukosewert sondern die Glukosekonzentration im Zellzwischenraum gemessen und gibt verwertbare Rückschlüsse auf den Blutzuckerwert. Das System besteht aus zwei Komponenten die nicht permanent miteinander kommunizieren. Das Auslesen erfolgt bei Bedarf mittels Lesegerät, indem die Werte vom Sensor auf das Lesegerät übertragen werden. Das Anbringen des Sensors erfolgt meist am Oberarm. Das Lesegerät zeigt nach dem Scannen – einem leichten Streichen über den Sensor – den aktuellen Glukosewert und ein Glukoseprotokoll der vergangenen 8 Stunden sowie die Tendenz an. Aber auch Tagesprofile, Durchschnittswerte und die Zeiten in denen sich der Glukosewert im oder außerhalb des Zielbereiches befand können dem Nutzer als Detailinformationen angezeigt werden. Nach 2 Wochen muss dieser Sensor gewechselt werden (DDG, 2015).

Hauptziel:

- **Die Senkung des Pflegeaufwandes im stationären Ablauf.**

Um eine hohe Pflegequalität zu gewährleisten sowie die ökonomischen Ziele des Krankenhauses zu erreichen, ist der effektive Einsatz der Mitarbeiter ein wesentliches Instrument. Da die neue Messmethode nur noch vereinzelt eine Blutentnahme erfordert, ist der bisherige Aufwand zur Blutzuckerkontrolle wie z. B. die nötige Vorbereitung und Nachsorge durch das Pflegepersonal gesenkt und es ist von einer Entlastung des Pflegeaufwandes auszugehen. Durch die Anwendung der FGM-Geräte können die Glukosewerte zur ständigen Überwachung der Patienten ablaufoptimiert ausgelesen werden, welche ein Blutglukoseprofil ergeben.

Kurzfristige Ziele:

- **Die Schulungen der Mitarbeiter zur Einführung der neuen Messmethode.**

Die Schulungen der Mitarbeiter stellen die Voraussetzung zur erfolgreichen Einführung der neuen Messmethode dar. Indem das Personal ausführlich informiert und im Umgang mit der neuen Messmethode geschult wird, kann die Implementierung der neuen FGM-Geräte in den stationären Ablauf ein Erfolg werden.

- **Das Informieren der Patienten sowie die Versorgung mit der neuen Technik.**
- **Die Senkung des Pflegeaufwandes durch die Einführung des neuen Glukosemesssystems.**
- **Die Erhöhung des Wohlbefindens der Patienten mit Diabetes mellitus Typ 2.**

Mit der Anwendung der neuen Messmethode verringern sich die kapillären Blutzuckermessungen bei den Betroffenen im Krankenhaus. Hierdurch kann der Aufwand für das Pflegepersonal gesenkt und die Ablaufprozesse an die neuen Gegebenheiten angepasst werden. Da die wiederkehrenden Punktionen zur Blutentnahme vermieden werden, ist von einer Erhöhung des Wohlbefindens der

Patienten auszugehen. Es wird zu Beginn des Projektes das neue FGM-System für Diabetes mellitus Typ 2 Patienten im Krankenhaus eingeführt. Immer, überall und zu jeder Zeit kann der Wert schmerzfrei sowie durchgängig gemessen werden. Auf dieser Basis ist eine Steigerung der Therapietreue und Adherence zum Erreichen von individuellen Therapiezielen denkbar. Dabei bedeutet Adherence auf den Patienten bezogen das aktive Mitwirken durch die Bereitschaft den ärztlichen Empfehlungen – Notwendigkeit eines dauerhaften Messens – nachzukommen. Auf das medizinische Fachpersonal bezogen bedeutet Adherence die ausführliche Aufklärung und Informationen sowie die Anpassung der individuellen auf den jeweiligen Patientennutzen abgestimmten Therapien (Dachverband Adherence e. V., 2011).

- **Die Umsetzung einer dauerhaften Glukosemessung.**

Die durchgängige Glukosemessung bei Diabetes mellitus Typ 2 Patienten ist nach dem Aufbringen des Sensors auf der Haut umgesetzt. Diese neue Messmethode bietet jetzt eine dauerhafte und nicht, wie bisher, punktuelle Kontrolle des Glukosewertes für die Patienten sowie für das medizinische Fachpersonal. Zur Optimierung der Behandlung stehen ein Glukoseprofil der vergangenen 8 Stunden sowie die Übersicht zu welchen Zeiten der Glukosewert nicht im Zielbereich war jetzt zur Verfügung.

Mittelfristige Ziele:

- **Die Verbesserung der medikamentösen Therapie.**

Indem die genaue Auswertung der einzelnen Glukosewerte lückenlos dokumentiert werden konnte, fallen Schwankungen außerhalb des Zielbereiches früher auf. Auch die systemisch erstellten Glukoseprofile sind für das medizinische Personal unmittelbar verfügbar. Vom ärztlichen Personal kann eine individuellere und patientenorientiertere Medikation ordiniert werden.

- **Die Vernetzung der Akteure des stationären und ambulanten Sektors.**

Wird ein Zugriff für den weiterbehandelnden Hausarzt auf das Glukoseprofil des Patienten ermöglicht, könnte dies eine weitere Verbesserung der Behandlung der Diabetes Patienten bedeuten.

- **Die Steigerung der Lebensqualität der Betroffenen.**

Der Einsatz des FGM-Systems bietet den Patienten eine höhere Sicherheit in Bezug auf die eigenen Glukosewerte. Diese schmerzfreie Anwendung motiviert die Betroffenen vereinbarte Therapieziele einzuhalten und aktiv zu gestalten. Insbesondere die leichte Handhabung und unauffällige Auslesemöglichkeit fördern das Wohlbefinden und erhöhen die Akzeptanz im Umgang mit der eigenen Erkrankung.

Langfristiges Ziel:

- **Das Hinauszögern oder Senken der Langzeitfolgeerkrankungen.**

Durch die kontinuierliche Glukosemessung bleiben Glukoseschwankungen nicht verborgen. Dabei bleiben sehr große Schwankungen außerhalb des Zielwertes ebenfalls nicht unbemerkt. Durch die Vernetzung der Akteure wird die Therapie für die Betroffenen verbessert. Es können so entsprechend notwendige Maßnahmen früher eingeleitet werden.

Zusammenfassend ergibt sich aus den vorbeschriebenen Zielsetzungen die nachstehende Frage.

Inwieweit leistet das FGM-Gerät einen Beitrag zur Senkung des Pflegeaufwandes im Krankenaus?

Aus den aufgeführten Zielen und der entwickelten Fragestellung wird das Thema des Projektes abgeleitet.

Blutzuckerscannen

Ein Projekt zur Senkung des Pflegeaufwandes durch die Einführung einer neuen Blutzuckermessmethode.

4 Gesundheitspolitische Relevanz des Projektes

Insbesondere Deutschland zählt innerhalb von Europa zu den Gebieten mit einer weltweit überdurchschnittlichen Diabetesprävalenz. Indem seit dem 2. Weltkrieg eine stetige Zunahme der Zahl der an Diabetes erkrankten Menschen feststellbar ist. Auch nimmt die Zahl der schwer betroffenen und insulinbehandelten Menschen deutlich zu. Dies führt weiter zu höheren Gesundheitsausgaben (Liebl, A., 2007). Zum einen liegt das an der Chronizität der Erkrankung und zum anderen an der weiterhin zunehmenden Prävalenz sowie den komplexen Behandlungserfordernissen und den schwerwiegenden Folgeerkrankungen, welche beträchtliche Ressourcen der Gesundheitsversorgung beanspruchen. Neben der Prävention des Diabetes mellitus kommt der Vermeidung und Verzögerung Diabetes bedingter Komplikationen eine hohe Public Health Relevanz sowie gesundheitsökonomische Bedeutung zu. Stündlich sterben immer noch allein in Deutschland 3 Menschen an Diabetes. Zudem darf nicht vergessen werden, dass ein schlecht eingestellter Blutzucker pro Jahr zu 40.000 Amputationen, 2.000 Neuerblindungen sowie 2.300 Menschen mit Diabetes zu einem Leben mit Dialyse zwingt. Es leben mehr als 6 Millionen Menschen in Deutschland (9 % der erwachsenen Bevölkerung) mit einer Diabeteserkrankung. Davon sind 90 % an Typ-2-Diabetes erkrankt. Bei den 60 Jährigen und Älteren sind bereits zwischen 18 und 28 % von dieser Erkrankung betroffen. Im Schnitt sterben Menschen die an Diabetes Typ 2 leiden 5 bis 10 Jahre früher (diabetesDE, 2011). Bisher ist Diabetes eine Erkrankung mit weitreichenden Belastungen und damit verbundener Senkung der Lebensqualität für die Betroffenen. Zudem ergibt sich daraus ein wesentlicher Faktor für die erhöhte Inanspruchnahme von Leistungen und Kosten im Gesundheitswesen. Im Folgenden verdeutlicht die erstellte graphische Darstellung, unter Verwendung der Daten des Statistischen Bundesamtes 2011, den Verlauf der stationären Aufnahmen in der Zeit von 1996 bis 2008 (Statistisches Bundesamt, 2011, S. 7).

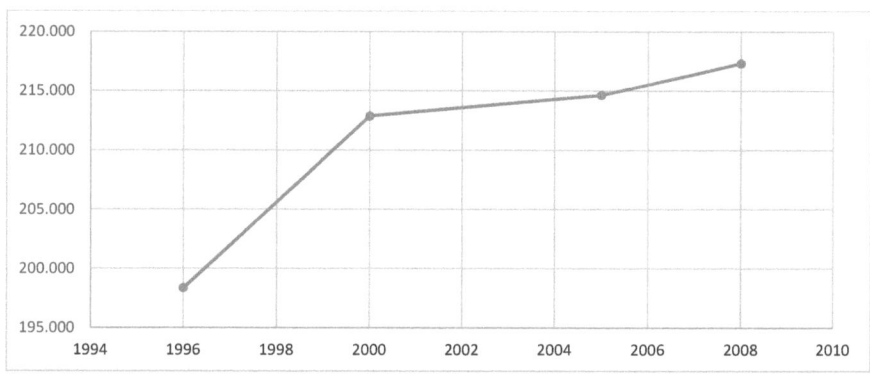

Abb. 1: Entwicklung der vollstationären Fälle mit der Hauptdiagnose Diabetes mellitus im Krankenhaus
Quelle: Eigendarstellung

Vielfältige Aktivitäten haben in den letzten Jahren stattgefunden, um die Lebensqualität der Menschen mit Diabetes zu verbessern. Hierzu zählen neue Behandlungsmöglichkeiten und eine Selbstkontrolle der Blutzuckerwerte durch die Betroffenen. Aber auch Instrumente zur strukturierten Betreuung, einer interdisziplinären Sektor übergreifenden Behandlung sowie Qualitätsmanagement und Leitlinien fanden Eingang in die Versorgung. Abgesehen davon haben sich mit dem Ziel der Verbesserung der Versorgung die Bemühungen in nationalen und internationalen Programmen etabliert. In Deutschland wurden Maßnahmen wie z. B. eine verstärkte Abstimmung und Koordinierung seit Mitte der 90er Jahre in Form von Strukturverträgen umgesetzt. Dennoch erschienen die Maßnahmen nicht ausreichend, da zu diesem Zeitpunkt keine genauen Aussagen inwieweit die Betroffenen von den bisherigen Weiterentwicklungen profitierten möglich waren. Dem entsprechend wurden 2002 die Disease Management Programme (DMP) für Typ-2-Diabetes gesetzlich eingeführt (RKI, 2005). Der Spitzenverband Bund der Krankenkassen sieht zur Wahrnehmung der Aufgaben nach § 20 Absatz 2 des Präventionsgesetztes auch spezifische Gesundheitsziele. Indem eine Diabetes mellitus Typ 2 Erkrankung früh erkannt und behandelt werden muss, um so das Erkrankungsrisiko senken und die Souveränität der Patienten stärken zu können (BMG, 2015).

Dennoch steigen die Gesamtgesundheitsausgaben weiterhin und haben sich von 1992 mit 158,9 Mrd. € bis 2013 auf 314,9 Mrd. € fast verdoppelt. So betrugen 2002 die Ausgaben allein für endokrine Ernährungs- und Stoffwechselerkrankungen insgesamt

12,9 Mrd. €, insbesondere für Diabetes entfielen davon bereits 40 % dieser Ausgaben. Ebenso stiegen die Kosten für Diabetesbehandlungen im Krankenhaus im Zeitraum zwischen 2002 bis 2008 in der Altersgruppe der 65 Jährigen und älter (GBE, 2013). Im Besonderen wird hier nun auf aktuelle Entwicklungen eingegangen.

Seit Herbst 2014 steht Diabetikern eine neuartige Option für das Glukose Monitoring zur Verfügung das Flash Glucose Monitoring (FGM). Ein Unterschied zum bekannten CGM besteht in der Art der Auslesung der Daten. Beide Geräteklassen messen im Unterhautfettgewebe den Blutglukosewert. Im Abschlussbericht des IQWiG zu CGM-Geräten wurde auf Basis der für diese Geräte bereits vorhandenen Studienlage die Nutzung als positiv bewertet (IQWiG, 2015).

Die Patientinnen und Patienten, welche das FGM-Gerät über einen bisher überschaubaren Zeitraum nutzen, sind mit der Leistungsfähigkeit zufrieden. Auch Mediziner berichten von positiven Erfahrungen. Jedoch sind wissenschaftliche Studien zum metabolischen und psychologischen Ergebnis noch nicht publiziert. Zur Evaluation der Zuverlässigkeit und Messgenauigkeit der FGM-Geräte im Vergleich zur bisherigen Blutzuckerselbstmessung ist die ACCURACY-Studie in den USA durchgeführt worden, welche im Ergebnis eine über 14 Tage gleichhohe Messgenauigkeit bei guter Verträglichkeit dokumentierte. Zudem untersuchen derzeit zwei große europäische Outcome-Studien mit Menschen mit Typ-1-Diabetes (IMPACT) und Typ-2-Diabetes (REPLACE) die kontinuierliche Blutglukosemessung im Vergleich zur herkömmlichen Blutzuckermessung unter Alltagsbedingungen. Dabei sind beide Studien prospektive, randomisierte und kontrollierte Studien. Es ist eine Untersuchungsdauer von 6 Monaten angedacht mit dem primären Studienendpunkt zur Auswirkung auf das Auftreten von Hyperglykämien und die Effektivität der FGM-Geräte im Rahmen des Diabetes-Selbstmanagements zur Verbesserung der glykämischen Kontrolle. Erste Ergebnisse werden Ende 2015 erwartet, wobei sich die Zwischenergebnisse bereits positiv darstellen (Haak, T., 2015).

Zur Steigerung der Adhärenz entwickelte die Firma Berlin-Chemie AG zudem ein neues Kommunikationskonzept „TheraKey" zur Therapiebegleitung für den Hausarzt zur Unterstützung der Arzt-Patienten-Kommunikation. TheraKey ist ein Onlineportal, welches sich im Aufbau befindet und unter anderem auch die Diabetestherapie unterstützt sowie die Information der Patienten in der Praxis, zu Hause und unterwegs gewährleisten soll. Gleichzeitig ist es Ziel durch die Einbindung der Angehörigen die Kommunikation mit dem Patienten zu verbessern und damit die Therapietreue zu erhöhen (Flöttmann, T., 2015).

Die FGM-Geräte sind nicht verschreibungspflichtig und können von interessierten Betroffenen erworben werden. Eine generelle Kostenerstattung für die FGM-Geräte besteht nicht. Kostenerstattungen durch die Kostenträger erfolgen bisher zu 100 % für DAK-Gesundheit und mit anteiliger Kostenübernahme für TKK und Barmer Versicherte (Monecke, A., 2015).

Mit 6,2 Millionen Versicherten ist die DAK-Gesundheit eine der größten gesetzlichen Krankenversicherungen und im Rahmen ihres neuen Projektes zur Verbesserung der Diabetesversorgung erweitert die DAK-Gesundheit das Angebot der Kostenübernahme der FGM-Geräte, so dass bis Ende 2015 bis zu 7.000 Versicherte davon profitieren (DAK-Gesundheit, 2015).

5 Stand der Forschung und Entwicklung in der Praxis

5.1 Diabetes mellitus

Diabetes mellitus ist ein Sammelbegriff für Stoffwechselstörungen, welche einen erhöhten Blutglukosewert (Blutzuckerspiegel) aufweisen, auch Hyperglykämie (Überzuckerung) genannt. Zum einen ist Diabetes mellitus eine Erkrankung des Kohlenhydratstoffwechsels und zum anderen ist dabei auch der Protein- und Fettstoffwechsel betroffen. Durch eine gestörte Funktion des Hormons Insulin entsteht ein erhöhter Blutglukosespiegel. Bei Diabetikern liegt eine Störung der Insulinausschüttung und somit ein Mangel oder eine verringerte Wirkung des Insulins vor. Hierbei wird zwischen zwei Hauptformen – Diabetes mellitus Typ 1 und Typ 2 – unterschieden. Wobei der Diabetes mellitus Typ 2 in diesem Projekt im Mittelpunkt steht. Bei der Diabetes mellitus Typ 2 Erkrankung liegt kein absoluter Insulinmangel vor, sondern meist eine Kombination aus gestörter Insulinausschüttung sowie einer Insulinresistenz (verringerte Insulinwirkung). Beim älteren Menschen hat Diabetes mellitus Typ 2 weitreichende Auswirkungen, da es häufig neben den Folgeerkrankungen auch zu Überlagerungen der „geriatrischen Syndrome" kommt. Dies kann die Lebensqualität erheblich beeinträchtigen, aber auch die Zahl der beschwerdefreien Jahre im Alter senken (DGE, 2014).

Der steigende Anteil der Diabetiker, vor allem auch in den jüngeren Altersgruppen, infolge von Übergewicht verdeutlicht weiterhin den Handlungsbedarf. Auch die Daten der Diabetes Collaborative Research of Epidemiologic Studies (DIAB-CORE-Verbund) 2012, der Techniker Krankenkasse (TK) 2013 und des Telefonsurvey des RKI (GEDA) 2010 weisen auf große Unterschiede des Diabetes mellitus Typ 2 hin und mit höheren Prävalenzen auf dem Gebiet der ehemaligen DDR. So war die Prävalenz der Altersgruppe der 45 – 74 Jährigen im DIAB-CORE-Verbund in Halle mit 12 % sowie mit 10,9 % in Vorpommern etwa doppelt so hoch als in Augsburg mit 5,8 % Kooperative Gesundheitsforschung (KORA) 2006 – 2008. Diese Unterschiede bestätigen sich auch im Follow-up der DIAB-CORE-Studien und ergaben ein ähnliches Muster der Inzidenz des Typ-2-Diabetes (diabetesDE, 2014).

5.2 Stand der Technik zu Beginn des Projektes

5.2.1 Blutzuckermessgeräte

Für Menschen mit Diabetes ist eine gute Blutzuckereinstellung die Basis der therapeutischen Behandlung. So sind Blutzuckermessgeräte ein verbreitetes Hilfsmittel, um die Blutzuckerkontrolle mittels kapillarem Blut durchzuführen. Angewendet werden zwei Geräteklassen. Zum einen werden Geräte zur Selbstkontrolle durch Patienten und zum anderen die Point-of-Care (POC) Geräte in der stationären Behandlung eingesetzt, welche punktuell den Blutzucker messen. Doch für Zeiten des Nichtmessens bleibt das Risiko der unbemerkten Blutzuckerschwankungen außerhalb des Zielbereiches (Stiller, J., 2012, S. 11).

5.2.2 Kontinuierliches Glukose Monitoring (CGM)

Um einen kontinuierlichen Blutzuckerverlauf abbilden zu können, wurden die Systeme des kontinuierlichen Glukose Monitorings entwickelt. Heute wird die CGM-Technik schon vermehrt kombinierend zur Steuerung von Insulinpumpen eingesetzt. Durch die Einordnung der CGM-Geräte als neue Untersuchungs- und Behandlungsmethode (NUB) erfolgt keine Aufnahme in die Regelversorgung als Hilfsmittel in die GKV, so ist die Kostenübernahme einzelfallabhängig. Bisher liegen wenige Studien vor, da die CGM nicht unter die Erprobungsregel nach §§ 137e und 137c SGB V fallen (DDG, 2013, S. 1).

5.2.3 Flash Glukose Monitoring (FGM)

Das FGM-System stellt eine eigene Klasse von Glukosemesssystemen dar, ist jedoch nicht geeignet zur Ansteuerung von Aktuatoren wie Insulinpumpen. Der FGM-Sensor misst die Glukosewerte kontinuierlich im Zellzwischenraum des Unterhautfettgewebes und speichert diese bis zum Abruf durch das Lesegerät. Dabei kommunizieren die FGM-Komponenten (Sensor und Lesegerät) nicht kontinuierlich miteinander. Die gemessenen Daten bleiben für 8 Stunden im FGM-Sensor gespeichert. Aufgrund der nicht vorhandenen 1:1 Kommunikation zwischen Sensor und Lesegerät ist eine Implementierung einer Alarmfunktion beim FGM-System nicht möglich. Die Sensoren der FGM-Geräte sind vorkalibriert, wodurch die Anwendung vereinfacht wird. Ebenso ist es nicht notwendig während der 14-tägigen Nutzungsdauer eine Nachkalibrierung mittels kapillarem Blut durchzuführen (DDG, 2015).

So wird das Flash Glukose System im Rahmen eines Versorgungsprojektes der DAK-Gesundheit seit Mitte des Jahres 2015 zunächst nur für Patienten mit intensivierter Insulintherapie angeboten (Bodmer, T., 2015).

5.2.4 Flash Glukose Monitoring in der Anwendung

Bisher wurde keine Methode zum Monitoring des Glukosewertes in die Diabetestherapie integriert, welche die Grundlage einer guten Diabetesbehandlung bildet. Diese Möglichkeit bieten erstmals die Geräte zum kontinuierlichen Glukose Monitoring unabhängig vom Schweregrad der Erkrankung. Auf dieser Basis sind mit der Anwendung der FGM-Geräte kontinuierlich auslesbare Glukoseprofile verfügbar. Weiterhin werden auch Schwankungen der Blutglukosewerte kontinuierlich mittels ständiger Visualisierung erkennbar.

Das schmerzlose Scannen fördert ein häufigeres Messen. Die ausgelesenen Daten werden auf dem Endgerät graphisch als Profil dargestellt. Es werden für die Betroffenen Zusammenhänge erkennbar, dies fördert das Verständnis und die Eigenverantwortung. So ist der jeweilige Blutzuckertrend für den Betroffenen und den Arzt gut erkennbar. Mit der kontinuierlichen Darstellung der Glukosewerte über den zurückliegenden Zeitraum von 14 Tagen erhalten die behandelnden Ärzte genauere Daten, welche im Rahmen der individuellen Behandlung der Betroffenen dazu beiträgt das Risiko der Blutzuckerschwankungen zu verringern und die medikamentöse Therapie frühzeitiger dem jeweiligen Bedarf gezielter anpassen zu können.

Auf dem Display des Endgerätes wird eine Mittellinie erzeugt, welche die Durchschnittswerte anzeigt. Zwei weitere farblich unterschiedliche Linien zeigen wieviel Prozent die Werte über oder unter dem Durchschnitt lagen. Werden darüber hinaus die so gewonnenen Daten beachtet, können nun die Glukosewerte möglichst stabil gehalten werden. Darüber hinaus ergibt sich der positive Effekt auf die Lebensqualität aus dem Wissen um den zukünftigen Verlauf des Glukosewertes sowie damit verbundener Sicherheit und reduzierter Angst vor glykämischen Entgleisungen. Auch erhöht sich bei den Betroffenen das Gefühl der Selbstwirksamkeit.

Eine Diabetestherapie unterscheidet sich durch die auf ein primär kompetentes Selbstmanagement der Patienten setzende Therapie von vielen anderen. Die Patienten sind damit bewusst und verantwortlich handelnde Personen (Heinemann, L., Hermanns, N., Siegmund, Th., 2014, S. 21).

Wie eine Befragung des Zentrums für Diabetologie Hamburg Bergedorf zeigte, bewerten Betroffene diese Methode mit sehr positivem Einfluss auf die Lebensqualität und das Diabetes-Selbstmanagement (DiabSite, 2015).

In diesem Projekt wird eine kontinuierliche Blutzuckermessung durch den Einsatz von FGM-Geräten bei Diabetes Typ-2 Betroffenen in höherem Lebensalter realisiert. Wobei in diesem Zusammenhang eine Senkung des zeitlichen Pflegeaufwandes, die Verbesserung der Lebensqualität, das Hinauszögern weiterer Langzeitfolge-erkrankungen, die Verringerung der Krankenhauseinweisungen infolge von Blutzuckerentgleisungen sowie die Senkung der Gesundheitskosten erwartet wird.

6 Realisierbarkeit und Strategien zur Akzeptanzsicherung

Die E-Health-Initiative der Bundesregierung bildet die Basis für den Einsatz von Telemedizin und Telemonitoring. Die FGM-Geräte sind entwickelt, erhältlich und damit ist die Möglichkeit der Umsetzung des Projektes gegeben. Dies bezogen auf die Frage der Realisierbarkeit stellt sich positiv dar. Da FGM-Systeme verschiedene Vorteile, insbesondere hinsichtlich einer Steigerung der Lebensqualität mit sich bringen, ist von einer grundsätzlichen Ablehnung seitens der Betroffenen nicht auszugehen. So ist die Messung schmerzfrei und durch die Visualisierung der Glukosewerte besteht die Möglichkeit aktiv an der Therapie teilzuhaben, was zu einer verbesserten Therapietreue führen kann. Es wird gezielt auf allen Ebenen (Patienten, Pflegepersonal, Fach- und Hausärzte, Krankenkassen, Angehörige) informiert und aktive Öffentlichkeitsarbeit betrieben. Darüber werden Kooperationsstrukturen aufgebaut und weiterentwickelt. Indem hier auch der Ausbau von Vernetzungsstrukturen des stationären und ambulanten Sektors denkbar ist.

Jedoch Bedarf der Umstand besondere Aufmerksamkeit, dass hier die Verbindung von Mensch und Technik erfolgt und bei den Patienten Ängste hervorrufen kann. Dazu wird es nötig sein dem Patienten die Technik ausführlich und praxisnah vorzustellen. Sich ergebene Bedenken bezüglich der Datensicherheit können entkräftet werden, da der Patient im Vorfeld bestimmt welche Daten er zur Verfügung stellt. Auch können „festgefahrene Strukturen" im Ablauf der stationären Pflege eine Umsetzung erschweren. Hier kann mit Aufklärungsarbeit entgegengewirkt werden.

Die einfache Anwendbarkeit der FGM-Geräte begünstigt die Umsetzung dieses Projektes auf einer Station des Krankenhauses. Die Geschäftsführung unterstützt das Projekt in hohem Maße in Erwartung einer optimierten Personaleffizienz.

Insbesondere ist davon auszugehen, dass auch die Behandlungsprozesse der Patienten im Krankenhaus verbessert werden, welche von hoher Bedeutung für die Geschäftsführung sind. So lassen sich die Kosten z. B. für die Blutzuckermessstreifen sowie die Senkung des zeitlichen Aufwandes für das Pflegepersonal beziffern. Auch kann die Glukosemessung jetzt zusammen mit Tätigkeiten, wie z. B. Medikamentengabe oder Blutdruckmessung, erfolgen. Dabei entfällt auch überwiegend die materielle Vorbereitung und Nachsorge zur Blutentnahme sowie die Dokumentation durch die Pflegefachkraft. Ebenso sind mehrmalige Blutentnahmen zur Glukosemessung pro Tag jetzt entbehrlich. Das Qualitätsmanagement begleitet das Projekt und gibt allen Beteiligten Sicherheit und Orientierung. Durch das Erstellen von Verfahrensanweisungen wird eine spätere Übertragung in die anderen Abteilungen vorbereitet. Der Einsatz von vorhandener Telemedizin und Telemonitoring wird die Versorgung der Patienten verbessern. Vernetzungen mit den verschiedenen Sektoren wie z.B. Pflegeheim, Häuslichkeit mit dem behandelnden Hausarzt ermöglichen auch im höheren Alter länger ein selbstbestimmtes Leben in der vertrauten Umgebung.

7 Durchführung

Da die Krankenhausleitung Auftraggeber des Projektes ist, wird das Projektvorhaben im Rahmen der Krankenhauskonferenz ein halbes Jahr vor Projektbeginn vorgestellt. Auch der ärztliche Direktor, der Chefarzt der geriatrischen Station, die Pflegedirektorin sowie der Qualitätsbeauftragte sind über das Projektvorhaben informiert.

Das Projekt besteht aus insgesamt 5 Phasen. Es wird eine Gesamtlaufzeit von 24 Monaten in der Zeit vom 01.01.2016 – 31.12.2017 festgelegt. Für die Umsetzung und

Koordinierung der einzelnen Phasen wird ein Projektteam ausgewählt. Die Leitung des Projektes übernimmt die Verwaltungsleiterin des Krankenhauses. Weitere Mitglieder des Projektteams sind ein Stellvertreter des Projektleiters wie z. B. die Oberärztin der geriatrischen Station, zwei Pflegefachkräfte, eine Mitarbeiterin aus dem Verwaltungsbereich sowie ggf. weitere freiwillige Mitarbeiter, so dass das Projektteam aus mindestens 5 Personen besteht. Begleitet wird das Projekt vom Qualitätsmanagementbeauftragten, um die Struktur- und Prozessqualität ausführlich zu dokumentieren und weiterzuentwickeln.

Es ist vorgesehen den IST-Zustand der Struktur- und Prozessqualität vor und nach dem Projekt zu vergleichen, um dadurch die Ergebnisqualität weiter verbessern zu können.

7.1 Vorbereitungsphase

Da die Initiatorin (Verwaltungsleiterin des Krankenhauses) das Projekt auch leitet, übernimmt diese eine Überprüfung vor Projektbeginn im 4. Quartal des Vorjahres zu aktuellen oder ähnlichen Projekten. Zudem überprüft die Projektleiterin den Umfang der nutzbaren internen Ressourcen wie Räumlichkeiten, Hard- und Software. Auch die Höhe der Investitionen für die nötigen Neuanschaffungen (FGM-Geräte und deren Sensoren) wird von der Projektleiterin überprüft. Als Unterstützung bei der Finanzierung des Projektes kann ein Antrag auf Zuschuss mit einer Förderhöhe von bis zu 60% des Gesamtbetrages beim Bundesministerium für Gesundheit im Rahmen des Aktionsprogramms „Gesundheit & Soziales, Infrastruktur mit einem Förderzeitraum 2014-2020" gestellt werden (BMWI, 2014). Diese Erkenntnisse sind in einem Vorbericht für die Geschäftsführung zusammengefasst und werden der Krankenhausleitung vorgestellt und die Genehmigung zur Projektdurchführung wird von der Krankenhausleitung erteilt.

7.2 Planungsphase

Es findet die erste gemeinsame Sitzung des Projektteams statt, welche für den Beginn der Planungsphase steht. Dabei werden die bisherigen Ergebnisse präsentiert, diskutiert und weitere Vorgehensweisen festgelegt. Alle Sitzungen werden dokumentiert und beinhalten zusätzlich eine Zusammenfassung welche Aufgaben bis zur nächsten Teamsitzung umzusetzen sind.

Es wird zunächst festgelegt eine Power Point Präsentation zur Mitarbeiterinformation zu der auch der ärztliche Direktor, der Chefarzt der geriatrischen Station und die Pflegedirektorin sowie der Qualitätsbeauftragte eingeladen werden, vorzubereiten. Dies übernimmt die Projektleiterin. Um in dieser Informationsveranstaltung viele Mitarbeiter zu erreichen, wird in Abstimmung mit den Teamleitern der Übergabezeitraum des Schichtwechsels zwischen Früh- und Spätschicht ausgewählt. Als Räumlichkeit kann der Musterfestsaal genutzt werden.

Diese Veranstaltung dient zum einen der Bekanntmachung des Projektes und zum anderen der genauen Erläuterung. Weiterhin dient sie der Wahl einer Stellvertreterin/ eines Stellvertreters, weiteren Projektteammitgliedern sowie der Anfrage weiterer freiwilliger Mitglieder. Dadurch hätten die Pflegefachkräfte die Möglichkeit sich aktiv an der weiteren Planung und Umsetzung des Projektes zu beteiligen. Um die weitere Planung, Durchführung und Evaluierung effizient umsetzen zu können, sowie auch bei krankheitsbedingtem Ausfall der Projektleiterin eine Fortführung zu gewährleisten, ist die Wahl eines Stellvertreters notwendig. Nach der Wahl eines Stellvertreters werden mit ihm die Regeln der Informations- und Kommunikationswege sowie die Aufgabenaufteilung verbindlich festgelegt. Die Projektteamsitzungen werden 14-tägig stattfinden und jeweils protokolliert. Als Ort der Treffen wird der Besprechungsraum der Krankenhausleitung ausgewählt. Im Weiteren erfolgt im Anschluss an die Veranstaltung eine Diskussionsrunde. Die hier eingebrachten Vorschläge, Kritiken werden zur möglichen Integration in das Projekt dokumentiert und aufgearbeitet.

Die erste gemeinsame Aufgabe des Projektteams stellt die Erarbeitung des Informationsflyers sowie des Werbetextes für die Bekanntgabe der ersten Informationsveranstaltung in der örtlichen Tageszeitung mit dem Verbreitungsgebiet Magdeburg dar.

Das erste Arbeitspaket des Projektes beinhaltet die Erstellung des Informationsflyers. Als ein Teilschritt erfolgt die Ausarbeitung eines Entwurfs in Zusammenarbeit mit einem Mitarbeiter der Abteilung „Öffentlichkeitsarbeit". Hierfür ist eine Bearbeitungszeit von 4 Wochen vorgesehen. Mit Vorliegen des Entwurfs wird eine erste Projektteamsitzung einberufen, um einen vorbereiteten Korrekturabzug des Flyers zu besprechen, eine endgültige Version des Flyers festzulegen sowie den Druckauftrag auszulösen. Zusätzlich wird in einem weiteren Teilschritt zur Bekanntgabe des ersten Termins der ersten Informationsveranstaltung ein entsprechender Werbetext für die örtliche Tageszeitung vorbereitet. Dabei beträgt die Gesamtdauer des Arbeitspaketes 6 Wochen.

Als erster Meilenstein werden die Anzeigenschaltung und Fertigstellung sowie der Druck von 1.000 Stück Informationsflyern vereinbart.

In einem zweiten Arbeitspaket werden die Informationsveranstaltungen zum Projekt mit dem Ziel dieses für die Projektlaufzeit in der Öffentlichkeit bekannt zu machen und zu halten geplant. Diese finden, bis auf die erste Veranstaltung, in Form von Gesundheitscafe´s statt und dafür wird der auf dem Gelände vorhandene Veranstaltungssaal genutzt. Insbesondere die erste Veranstaltung dient der Bekanntmachung des Projektes und wird als allgemeine Informationsveranstaltung durchgeführt. Dabei werden in einem Teilschritt die verschiedenen Terminvorschläge der Mitglieder des Projektteams ausführlich diskutiert und in unterschiedliche Teilveranstaltungen gegliedert. Zum Aufbau von Kooperationen zur Erweiterung der Ressourcenbasis des Projektes werden zunächst 3 Termine mit verschiedenen Krankenkassen Anfang Februar 2016 vereinbart. Diese werden von der Projektleiterin mit dem Ziel der Kostenübernahme der FGM-Geräte durch die Kostenträger wahrgenommen, so dass diese den Betroffenen auch nach dem stationären Aufenthalt zur Verfügung gestellt werden können.

Eine erste Informationsveranstaltung für Patienten, Angehörige und Interessierte im Handwerkerheim-Festsaal ist geplant. Diese finden im Weiteren jeweils 1x/Quartal über die gesamte Projektlaufzeit statt.

Für die Hausärzte werden spezielle Informationsnachmittage, welche über die Gesamtlaufzeit des Projektes zweimalig geplant sind, umgesetzt. Dabei dienen die Veranstaltungen zusätzlich dem Ideenaustausch der Übertragbarkeit des Flash Glucose Monitorings in den ambulanten Sektor. Die Veranstaltungen werden zweimal im Projektzeitraum durchgeführt. Indem die Hausärzte innerhalb von Magdeburg bereits zu Beginn über das Projekt informiert werden, wird eine höhere Teilnehmerquote erreichbar sein. Um dies zu realisieren wird als Anreizfunktion einer hohen Teilnehmerzahl die Veranstaltung als eine ärztliche Fort- und Weiterbildung bei der zuständigen Ärztekammer angemeldet. So erhalten die Hausärzte ausführliche Informationen zur neuen Messmethode und Fortbildungspunkte für Ihre Teilnahme. Die Versendung der Informationsunterlagen erfolgt zum Projektbeginn. Darüber hinaus erhalten die Hausärzte Vorinformationen zur Befragung bezüglich der medikamentösen Therapie von Diabetes mellitus Patienten und deren Therapietreue bei temporärer Behandlung gemeinsamer Patienten und deren Entscheidung am Projekt teilzunehmen.

Als zweiter Meilenstein wird die Durchführung der ersten Informationsveranstaltung vor Projektbeginn festgelegt.

Inhalt des dritten Arbeitspaketes ist die Auswahl der standardisierten sowie die Erstellung der Fragebögen und die Schaffung der Anbindungsvoraussetzungen für die Datenübertragung der ausgelesenen Daten der FGM-Geräte in die elektronische Patientenakte. Die Auswahl und Erstellung der Fragebögen erfolgt unter Beachtung der unterschiedlichen Zielstellungen. Dabei übernimmt die Literaturrecherche zu bereits vorhandenen standardisierten Fragebögen ein ärztlicher Mitarbeiter des Projektteams. Es ist eine Erhebung der Patientinnen und Patienten zum Wohlbefinden und zur Lebensqualität vor Anwendung der neuen Messmethode zum Zeitpunkt der stationären Aufnahme mittels Fragebögen und in Form einer telefonischen Befragung am Ende des zweiten Projektjahres geplant.

In einem weiteren Schritt wird in Zusammenarbeit mit dem Qualitätsbeauftragten eine begleitende Beobachtung zur Soll-IST-Ermittlung des zeitlichen Aufwandes der Blutzuckermessung für die Pflegefachkräfte durchgeführt. Die Beobachtung wird vor Einführung der neuen Messmethode mehrmals über einen Zeitraum von 14 Tagen zu verschiedenen Dienstzeiten der Pflegefachkräfte durchgeführt und ein Mittelwert dokumentiert. Eine Zwischenerhebung zum zeitlichen Aufwand der Blutglukosemessung unter Anwendung der neuen Messmethode erfolgt zum Ende des ersten Projektjahres zur Vorlage des Zwischenberichtes für die Geschäftsführung und letztmalig zum Ende des Projektes jeweils in Form einer begleitenden Beobachtung.

Die Hausärzte werden bei stationärer Aufnahme der Patienten schriftlich informiert, dass sich die Patientin oder der Patient zur Teilnahme entschieden hat sowie über die Datenerhebung mittels Fragebogen. Die Versendung des Fragebogens zur Erhebung der medikamentösen Therapie als auch der Therapietreue erfolgt jeweils im vierten Quartal des ersten und zweiten Projektjahres. Ein Muster des erstellten Fragebogens ist im Anhang beigefügt. Davon abweichend erfolgt bei den Krankenkassen, deren Versicherte am Projekt teilnehmen, eine Abfrage der personenbezogenen

Sekundärdaten zum Vorliegen von Langzeitfolgeerkrankungen und zur Erhebung des Arzneimittelverbrauchs der vergangenen 12 Monate im Zusammenhang mit der Erkrankung Diabetes mellitus jeweils Ende des dritten Quartals im ersten und im dritten Quartal des zweiten Projektjahres.

Für die Auswahl der standardisierten Fragebögen und für den zu erstellenden Fragebogen wird eine Frist von 2 Wochen vereinbart.

Dabei ist ein weiterer Teilschritt auch die Prüfung, welche Möglichkeiten zur spezifischen Datenübermittlung an die Hausärzte teilnehmender Patienten, insbesondere Downloads mit temporärer Zugangsoption, personalisiert und patientenbezogen, realisierbar sind. Dieser Teilschritt wird zur Bearbeitung an die EDV-Abteilung übergeben. Ein Ergebnis wird Mitte des ersten Projektjahres erwartet.

Der dritte Meilenstein ist die Auswahl und Erstellung der Fragebögen sowie die Anbindung an die elektronische Patientenakte zur Übertragung der ausgelesenen Daten.

Neben den genannten wird in einem vierten Arbeitspaket die Durchführung der Schulungen der Mitarbeiter, um diese im Umgang mit den FGM-Geräten und Sensoren zu befähigen, erarbeitet. Indem die Schulungen, 4-mal pro Woche zu je 30 Minuten im Anschluss an die Teamsitzungen mit einer Gesamtdauer von einem Monat stattfinden. Hierzu wird einmalig ein Experte des Herstellers der FGM-Geräte zur ersten Schulung der Mitarbeiter eingeladen, welcher die Funktion des Gerätes und dessen Möglichkeiten ausführlich vorstellt. Da der Schulungszeitraum im Anschluss an die internen, fachübergreifenden Teamsitzungen vorgesehen ist, sind sowohl der Chefarzt, die Oberärztin, Assistenzärzte als auch die diensthabenden Pflegefachkräfte anwesend. Durch die Einladung der Pflegedirektorin, der Teamleiter und des Qualitätsbeauftragten zur ersten Schulung wird auch deren Teilnahme gesichert.

Darüber hinaus werden die Patientinnen und Patienten mit Diabetes mellitus Typ 2 im Rahmen der Aufnahmeuntersuchung/ Anamneseerhebung in einem weiteren Teilschritt über das Projekt informiert und ihnen eine Teilnahme vorgeschlagen. Bei positivem Entscheid der Patientin, des Patienten wird im Rahmen des Krankenhausaufenthaltes die neue Messmethode zur Blutglukosemessung innerhalb der Projektlaufzeit angewendet. Auch das Einverständnis wird zur spezifischen Datenverarbeitung im Krankenhaus und Datenübermittlung an den behandelnden

Hausarzt eingeholt. Weiterhin erhalten die Patientinnen und Patienten den WHO-5-Screening Fragebogen[1] zur ersten Erhebung des Wohlbefindens, um eine vorliegende Depression auszuschließen (Robert Enke Stiftung, o. J.). Da Stimmungsschwankungen und depressive Verstimmungen das Ausfüllen und somit die Daten beeinflussen können. Es wird die gesundheitsbezogene Lebensqualität mit dem SF-8 Fragebogen, welcher auf dem SF-36 basiert und sich auf die grundlegenden Dimensionen der subjektiven Gesundheit aus Sicht der Patienten konzentriert, zur Erhebung vor Anwendung der neuen Messmethode ausgegeben (Lehmann, C., 2010). Das Ausfüllen beider vielfach in Studien erprobten Fragebögen beansprucht durch die ausgewählte Kurzform eine geringere Zeitspanne. Dies ist von den älteren Patientinnen und Patienten der geriatrischen Station gut eigenständig umsetzbar.

Einen weiteren Teilschritt stellt die Mitarbeiterqualifizierung zur Verbesserung der Behandlung für alte und hochbetagte Patientinnen und Patienten mit Diabetes mellitus dar. Mit dem primären Zielen der Qualifizierung hin zur diabetesspezifischen Versorgung und dem frühzeitigeren Erkennen von Behandlungsbesonderheiten durch die Diabetespflegefachkraft innerhalb eines pflegerischen Teams (Deutsche Diabetes Gesellschaft, o. J.). Es erhalten 2 Pflegefachkräfte zur Erweiterung der Fachkompetenz die Möglichkeit an der Weiterbildung zur Diabetespflegefachkraft der Deutschen Diabetes Gesellschaft teilzunehmen.

So sind für den vierten Meilenstein die Umsetzung der Mitarbeiterschulungen und die Einführung der FGM-Geräte festgelegt. Die neue Messmethode wird in die bisherige Prozessstruktur implementiert.

Das fünfte Arbeitspaket beinhaltet die Überprüfung der Auslesevorgänge, die Beobachtung der Arbeitsabläufe und ggf. die zügige Erarbeitung von Strategien zur Optimierung.

Hieraus ergibt sich in einem zusätzlichen Teilschritt die Auswertung bereits eingegangener Fragebögen der Erstbefragung von Patienten, welche jeweils zum Quartalsende vorgesehen ist. Auch die bereits durchgeführten Informationsveranstaltungen werden ausgewertet und patientenorientiert weiterentwickelt. Zusätzlich erfolgen einmal pro Quartal Besprechungen mit den Teamleitern, der Oberärztin, dem Chefarzt der Projektstation, der Pflegedirektorin

---

[1] Verfügbar unter https://www.psykiatri-regionh.dk/who-5/Documents/WHO5_German.pdf

sowie dem Qualitätsbeauftragten. In denen werden Verbesserungsvorschläge, Kritiken dokumentiert und aufgearbeitet. Der Qualitätsbeauftragte begleitet das Projekt und erarbeitet Vorschläge zur Verbesserung der Ablauforganisation. Am Ende des zweiten Projektjahres werden die Patientinnen und Patienten zum Wohlbefinden und der Lebensqualität telefonisch befragt und an die Hausärzte zur Erhebung der medikamentösen Therapie und Therapietreue die Fragebögen erneut versendet.

Die Kostenträger der teilnehmenden Patientinnen und Patienten werden zum Ende des Projektes erneut zur retrospektiven Erhebung vorhandener personenbezogener Sekundärdaten, insbesondere zu den Arzneimittelverordnungen und den Langzeitfolgeerkrankungen, angeschrieben.

Zur Ermittlung des zeitlichen Aufwandes des Auslesevorgangs der Glukosewerte werden die Pflegefachkräfte erneut mittels begleitender Beobachtung am Ende des ersten und zweiten Projektjahres über einen Zeitraum von 14 Tagen zu verschiedenen Zeiten beobachtet und ein Mittelwert dokumentiert.

Zusätzlich wird ein Zwischenbericht für die Geschäftsführung einmal zum Ende des ersten Projektjahres sowie Mitte des zweiten Projektjahres erstellt. Zur Überprüfung entstandener Kooperationsstrukturen, zur Steigerung des Anteils der Kostenübernahme der FGM-Geräte nach dem stationären Krankenhausaufenthalt mit den Krankenkassen, wird hierzu eine entsprechende Übersicht erstellt. Auch Ansätze zur Fortführung der Messmethode in den ambulanten Sektor werden aufgegriffen.

So ist der fünfte Meilenstein die Überprüfung der Datensammlung und Vorbereitung zur Auswertung.

7.3 Durchführungsphase

Die Informationsunterlagen sind an die Hausärzte des Einzugsgebietes versendet. Sich ergebene Fragen werden innerhalb der geplanten Informationsveranstaltungen oder ggf. telefonisch von der Projektleiterin beantwortet. Die entsprechenden Fragebögen sind ausgewählt bzw. erstellt. Die FGM-Geräte und Sensoren sind angeschafft. Eine Anbindung an die elektronische Patientenakte, insbesondere an die Fieberkurve, ist ebenfalls umgesetzt. Auch die Mitarbeiterschulungen haben begonnen. Auf der geriatrischen Station wird die neue Messmethode zur Blutglukosemessung mittels FGM-Geräten implementiert, die Daten werden ausgelesen sowie in der Fieberkurve kontinuierlich erfasst. In den täglichen

Teamsitzungen werden Verbesserungsvorschläge dokumentiert und dem Projektteam wöchentlich zugeleitet. Darüber hinaus finden Besprechungen mit dem Chefarzt, der Oberärztin, der Pflegedirektorin und den Teamleitern einmal im Quartal statt. Alle Hinweise und Vorschläge werden in den 14-tägigen Projektteamsitzungen diskutiert und in der Weiterentwicklung des Projektes berücksichtigt.

Jeweils zum Quartalsende erfolgen die Auswertungen der bis dahin vorliegenden Fragebögen der aufgenommenen Patienten. Eine Auswertung der Fragebögen der Hausärzte zur Erhebung der medikamentösen Therapie und der Therapietreue vor und nach Anwendung der neuen Messmethode erfolgt, wie in den Ausführungen zum 3. Arbeitspaket beschrieben.

Zur Darstellung der Vorteile der neuen Messmethode, um eine Fortführung für alle Stationen des Krankenhauses vorzubereiten, wird durch den Qualitätsbeauftragten eine Übersicht des neuen Ablaufprozesses zum Ende des ersten Projektjahres für den Zwischenbericht des Auftraggebers (Krankenhausleitung) erstellt. Für den zweiten Zwischenbericht Mitte des zweiten Projektjahres werden aus den Befragungsdaten zu Beginn des vierten Quartals des ersten Projektjahres zusätzlich die Vergleichsübersichten des zeitlichen Aufwands der Pflegefachkräfte (Durchschnittswert der Messzeiten) der Blutglukosebestimmung erstellt.

7.4 Abschlussphase

Zu den in der Planungsphase ausgewählten Fragebögen zur Erhebung des Wohlbefindens und der Lebensqualität werden die Patientinnen und Patienten erneut zum Ende der Projektlaufzeit telefonisch befragt mit dem Ziel eine höhere verwertbare Ausschöpfungsrate zu erreichen. Das Pflegepersonal wird erneut am Ende des Projektes zur Erhebung des zeitlichen Aufwandes der Messungen begleitend beobachtet. Auch den behandelnden Hausärzten werden zum Ende des Projektes erneut die Fragebögen zur zweiten Befragung der medikamentösen Therapie und Therapietreue zugeschickt.

Im 4. Quartal des 2. Projektjahres wird eine Übersicht des zeitlichen Aufwandes der Pflegefachkräfte im Zusammenhang mit den Blutglukosemessungen mittels FGM-Geräte erstellt.

Zur Erhebung der Arzneimittelverordnungen und der Entwicklung der Langzeitfolgeerkrankungen der Patientinnen und Patienten mit Diabetes mellitus vor und nach dem Projekt werden von den Krankenkassen im vierten Quartal des zweiten Projektjahres erneut die personenbezogenen Sekundärdaten zu Vergleichszwecken abgefordert. Auch eine interne Übersicht zum Arzneimittelverbrauch wird zum Ende des Projektes erstellt.

Es beginnt im 4. Quartal des zweiten Projektjahres die Schlussauswertung der Fragebögen und der telefonischen Befragung der Patientinnen und Patienten sowie die Auswertung der Sekundärdaten. Weiterhin wird eine ausführliche Übersicht zur zeitlichen Senkung des Pflegeaufwandes bei den Blutglukosemessungen für den Zeitraum des Projektes erstellt.

Dabei wird auch eine Vergleichsübersicht des Medikamentenverbrauchs erarbeitet. Alle Ergebnisse werden in einem Abschlussbericht zusammengefasst. Dieser wird zunächst der Geschäftsleitung vorgestellt und über die Internetseite des Krankenhauses auch den Hausärzten und Krankenkassen online zur Verfügung gestellt.

8 Zeitplanung

Ein Teil der Vorbereitungsphase des Projektes ist in den Zeitraum des 4. Quartals des Vorjahres ausgegliedert. Indem die Projektleiterin auch die Initiatorin des Projektes ist, wird die Vorbereitung zur Durchführung von der Projektleiterin übernommen. Dabei umfasst die Vorbereitungsphase 4 Wochen in denen die Möglichkeiten zur Kooperation mit den Krankenkassen als Kostenträger der FGM-Geräte, eine Antragstellung auf Fördermittel sowie die verfügbaren internen Ressourcen wie Räumlichkeiten, Hard- und Software zusammengestellt werden. Zeitlich ist das Projekt von den unter Punkt 7 beschriebenen Arbeitspaketen begrenzt. Die Gesamtdauer aller Arbeitspakete erstreckt sich über einen Zeitraum von 24 Monaten. Dabei umfasst die Phase des ersten Arbeitspaketes 6 Wochen in denen der Entwurf und Druck des Flyers sowie die Vorbereitung des Werbetextes als erster Meilenstein umgesetzt werden.

In dem zweiten Arbeitspaket werden die Informationsveranstaltungen in Form von Gesundheitscafe´s, die Terminkoordinierung bei den Krankenkassen und die Versendung der Informationsmaterialien für die Hausärzte vorbereitet. Für dieses Arbeitspaket sind, im Gesamtverlauf betrachtet, 80 Wochen eingeplant, welche durch die unterschiedlichen Termine der Veranstaltungen über die Projektlaufzeit verteilt sind. Diese beinhalten wiederkehrend einen Arbeitsaufwand von jeweils einer Woche und zusätzlich das Einbeziehen der Verbesserungen für die Vorbereitungen der einzelnen Veranstaltungen. Der zweite Meilenstein ist die Umsetzung der ersten Informationsveranstaltung sowie die Terminplanung der folgenden Gesundheitscafe´s.

Das dritte Arbeitspaket umfasst eine Dauer von insgesamt 18 Wochen. Hauptziele dieser Phase sind die Auswahl und Erstellung der Fragebögen, die Anbindung an die elektronische Patientenakte zur Datenübertragung und die Überprüfung eines Datenzugriffs von extern für die Hausärzte, welches den dritten Meilenstein darstellt.

Das vierte Arbeitspaket ist mit einer Dauer von 4 Wochen geplant und beinhaltet die Mitarbeiterschulungen sowie die Einführung der neuen Messmethode. Dies bildet den vierten Meilenstein des Projektes.

Für das fünfte Arbeitspaket ist die gesamte verbleibende Laufzeit des Projektes mit dem Ziel der Beobachtung, Überprüfung und Datensammlung sowie quartalsweisen Besprechungen mit den Teamleitern der Pflege festgelegt. Weiterhin werden in dieser Phase zwei Zwischenberichte für die Krankenhausleitung erstellt.

Die Pflegefachkräfte nutzen die FGM-Geräte für Patientinnen und Patienten mit Diabetes mellitus und die Anregungen aus den regelmäßigen Besprechungen werden aufgenommen und zur Verbesserung verarbeitet. Weiterhin werden aus den gewonnenen Daten Vorschläge zur Optimierung der Ablaufprozesse erstellt.

Es folgt die Abschlussphase die sich über 2 Monate erstreckt. In dieser Zeit erfolgen die Evaluation mittels Fragebögen und Sekundärdaten der Krankenkassen sowie die Erstellung des Abschlussberichtes.

Als Zeitaufwand wird für die einzelnen Phasen des Projektes von 5 Stunden pro Woche ausgegangen.

8.1 Übersicht Zeitplanung

Eine Gesamtdarstellung der unter Punkt 8 beschriebenen Zeitplanung ist im Folgenden als Übersicht dargestellt. Dabei sind für die einzelnen Arbeitspakete jeweils Zeitreserven berücksichtigt worden und als Gesamtzeitaufwand dokumentiert.

Arbeitspaket	Aufgaben	Beginn	Ende	in Wochen	Q1 2016	Q2 2016	Q3 2016	Q4 2016	Q1 2017	Q2 2017	Q3 2017	Q4 2017
					Jan Feb März	Apr Mai Juni	Juli Aug Sept	Okt Nov Dez	Jan Feb März	Apr Mai Juni	Juli Aug Sept	Okt Nov Dez
					AP1							
1	Erstellung, Druck Flyer und Anzeigenschaltung	01.01.2016	12.02.2016	6 Wochen								
	Vorbereitung Mitarbeiterinformation	04.01.2016	08.01.2016									
	Flyerentwurf	01.01.2016	31.01.2016	4 Wochen								
	Vorbereitung Werbetext,	18.01.2016	22.01.2016	1 Woche								
	Anzeigenschaltung	30.01.2016	30.01.2016									
	Entscheid entgültige Version Flyer	01.02.2015	01.02.2015									
	Druckauftrag Flyer	01.02.2016	12.02.2016	2 Wochen								
								AP2				
2	Gesundheitscafe´s	01.02.2016	20.09.2017	80 Wochen								
	Vorbereitung Vortrag Krankenkassen	01.02.2016	05.02.2016	1 Woche								
	Wahrnehmen von Terminen bei Krankenkassen	08.02.2016	12.02.2016									
	Allgemeine Informationsveranstaltung	17.02.2016	17.02.2016									
	Vorbereitung	08.02.2016	12.02.2016	1 Woche								
	Versendung Informationsmaterial Hausärzte	22.02.2016	22.02.2016									
	Vorbereitung zur Versendung	15.02.2016	19.02.2016	1 Woche								
	1. Gesundheitscafe Patienten	15.06.2016	15.06.2016									
	Vorbereitung 1.Cafe	06.06.2016	10.06.2016	1 Woche								
	2. Gesundheitscafe Patienten	14.09.2016	14.09.2016									
	Vorbereitung 2.Cafe	05.09.2016	09.09.2016	1 Woche								
	3. Gesundheitcafe Patienten	14.12.2016	14.12.2016									
	Vorbereitung 3.Cafe	05.12.2016	09.12.2016	1 Woche								
	4. Gesundheitscafe Patienten	15.03.2017	15.03.2017									
	Vorbereitung 4.Cafe	06.03.2017	10.03.2017	1 Woche								
	5. Gesundheitscafe Patienten	14.06.2017	14.06.2017									
	Vorbereitung 5.Cafe	05.06.2017	09.06.2017	1 Woche								
	6. Gesundheitscafe Patienten	13.09.2017	13.09.2017									
	Vorbereitung 6.Cafe	04.09.2017	08.09.2017	1 Woche								
	I. Gesundheitscafe Hausärzte	13.07.2016	13.07.2016									
	Vorbereitung I.Cafe	04.07.2016	08.07.2016	1 Woche								
	II. Gesundheitscafe Hausärzte	20.09.2017	20.09.2017									
	Vorbereitung II.Cafe	11.09.2017	15.09.2017	1 Woche								
								AP3				
3	Auswahl, Erstellung der Fragebögen und Anbindung elektronische Patientenakte	15.02.2016	30.06.2016	18 Wochen								
	Literaturrecherche Fragebögen, Auswahl und Erstellung	15.02.2016	26.02.2016	2 Wochen								
	Prüfung Datenzugriff von Extern - Auftrag an EDV	22.02.2016	30.06.2016	16 Wochen								
				80 Wochen	**AP4**							
4	Mitarbeiterschulungen, Einführung und Anwendung FGM Geräte	29.02.2016 / 01.03.2016	25.03.2016 / 30.09.2017	4 Wochen / 76 Wochen								
	Einladung Experten											
	Einladung intern zur 1.Schulung											
	Abstimmung Patienteninformation zur Aufnahme											
	Qualifizierung 2 Mitarbeiter entsenden	04.04.2016	20.06.2016	2 Wochen								
										AP5		
5	Beobachtung, Überprüfung, Datensammlung	01.03.2016	31.12.2017	88 Wochen								
	Bearbeitung Fragebögen zum Quartalsende ab 09/16											
	Auswertung Infoveranstaltungen											
	Besprechungen Mitte des Quartals ab 07/16 intern											
	Erstellung Zwischenberichte											
	Telefonische Befragung, 2. Patientenbefragung	ca. zur Aufnahme	16.10.2017									
	Befragung Hausärzte (Mitte, Ende des Projektes)	24.10.2016	23.10.2017									
	Begleitende Beobachtung der Pflegefachkräfte intern	29.02.2016	24.11.2017									
	Abfrage Sekundärdaten Krankenkassen	26.09.2016	25.09.2017									

9 Kostenplanung und Finanzierung

Da über das Aktionsprogramm im Bereich Gesundheit eine Fördermöglichkeit in Höhe von bis zu 60% besteht, wird der Antrag auf Zuschuss beim Bundesministerium für Gesundheit gestellt. Indem die Geschäftsführung den Differenzbetrag zur Verfügung stellt, wird es möglich sein die Sachkosten des Projektes zu finanzieren. Zusätzlich ist der Ausbau der Kooperationen mit den Krankenkassen, welche die Kosten für die FGM-Geräte zum Projektbeginn noch nicht übernehmen, notwendig, um die Fortführung der neuen Messmethode im ambulanten Sektor nach dem stationären Aufenthalt und für die Dauer des Projektes zu gewährleisten.

9.1 Aufstellung der Kostenplanung

Eine Übersicht der Kostenplanung für das Projekt wird in der folgenden Tabelle ohne die Förderung dargestellt. Um die Anzahl der benötigten FGM-Lesegeräte und Sensoren berechnen zu können, werden vor Projektbeginn die internen Daten über 3 Monate zur Häufigkeit des Diabetes mellitus Typ 2 auf der geriatrischen Station ausgewertet. Auf Basis dieser erhobenen Daten wird die Kostenplanung des Projektes erstellt, wobei für die nachfolgende Berechnung ein 40%iger Anteil von Patienten mit Diabetes mellitus Typ 2 angenommen wird. Zur Berechnung der Personalkosten für die gesamte Projektlaufzeit wird von 5 Projektmitgliedern (1 Verwaltungsleiterin, 1 Oberärztin, 2 Pflegefachkräfte, 1 Sekretärin) ausgegangen, welche älter als 21 Jahre, nicht kinderlos sind und ihren Privathaushalt in Sachsen-Anhalt haben. Auf Grundlage des Haustarifvertrages des Klinikums sowie nach den verschiedenen geltenden Entgeltgruppen und des unter Punkt 8 angegebenen Zeitaufwandes betragen die Personalkosten für die Gesamtlaufzeit des Projektes 57.645,73 Euro. Um die reale Umsetzung des Projektes nicht zu gefährden, ist das beschriebene Projekt auf die Nutzung personeller Ressourcen und vorhanden Kompetenzen sowie technischem Know-how ausgelegt. Die Mitarbeit im Projektteam basiert auf Freiwilligkeit und wird nicht entlohnt.

Arbeitspaket	Sachkosten	Personelle Kosten	interne Ressourcen	Betrag
AP1				
Druck Flyer 1.000 Stück	40,63 €		Flyerentwurf	54,68 €
Information Hausärzte 2 mal	44,82 €		Druckerzubehör	491,60 €
Anzeigenschaltung	101,86 €		Veröffentlichung Home-	25,00 €
			page	
Informationsveranstaltung				
für Mitarbeiter				
AP2				
Bekanntgabe der Gesund-	403,56 €		zusätzlich Homepage	150,00 €
heitscafe's (6 mal als Werbe-			Auslage Flyer im KH	18,97 €
stick Titelseite)			Räumlichkeiten	175,00 €
Getränkeangebot + Service	539,25 €		technische Ausstattung	461,57 €
			Referent = Projektleiter/	
			oder Stellvertreter	231,70 €
AP3				
Papier für Kopien Fragebögen	19,75 €		Literaturrecherche	165,50 €
Pauschale Anschaffung der				
Fragebögen, Auswertungsbögen	101,50 €			
AP4				
Mitarbeiterschulung - Experte		270,00 €	Fortführung der Schul-	
incl. Pauschale bei telefon-			ungen durch Oberärztin	
ischen Rückfragen			intern	245,70 €
Qualifizierung 2 Mitarbeiter	2.500,00 €		Personalkosten	57.400,03 €
18 Stück Lesegeräte FGM	1.078,20 €		Personalkosten gesamt	57.645,73 €
256 Sensoren	15.334,40 €			
Anschaffungspuffer je 10%	1.677,20 €			
AP5				
Kopien 2. Versendung der				
Fragebögen	354,95 €			
Kosten telefonische	124,20 €			
Befragung				
Summe	22.320,32 €	270,00 €		59.665,45 €
Gesamtsachkosten netto:	18.779,97 €			
Gesamtsachkosten brutto:	22.590,32 €			
			Projektkosten gesamt:	82.255,77 €

10 Evaluation

Die spezifischen Probleme und weitreichenden gesundheitlichen Belastungen bei Diabetes mellitus Typ 2 sind in diesem Projekt ausführlich beschrieben. Auch geht diese Arbeit darauf ein, dass es sich weiterhin um ein wachsendes Gesundheitsproblem handelt.

Die summative Evaluierung ermöglicht das Filtern quantitativer Daten vor und nach dem Projekt sowie die Nutzenbewertung. Es werden teilnehmende Beobachtungen über den Zeitraum von zwei Wochen zu unterschiedlichen Tageszeiten zum zeitlichen Aufwand einer kapillaren Blutzuckermessung sowie den damit verbundenen Arbeitsschritten zu Beginn des Projektes durchgeführt. Zum Ende des ersten und zweiten Projektjahres wird der Zeitaufwand für die Blutglukosemessung mittels FGM-Geräten in einem Zeitraum von 14 Tagen erhoben. Aus den vorliegenden Daten werden jeweils Durchschnittswerte gebildet und dokumentiert.

Die Wirkung der im Kapitel 3 beschriebenen Zielstellungen des Projektes wird nach einer neunzehnmonatigen Durchführungsphase mittels Fragebögen evaluiert. Indem die Versendung der Fragebögen an die Hausärzte, die telefonische Befragung der Patientinnen und Patienten und die Abfrage der personenbezogenen Sekundärdaten bei den Krankenkassen, wie unter Kapitel 7 (Durchführung) beschrieben, auch am Ende des ersten Projektjahres erfolgen, ist eine Analyse von Veränderungen am Projektende möglich. Zusätzlich wird für die postalisch versendeten Fragebögen die Rücklauffrequenz dokumentiert, welche bereits seit der ersten Ausgabe der Fragebögen erfolgt. Nach 5 Jahren wird die Wirkung der neuen Messmethode in Bezug auf das Senken, Hinauszögern oder Vermeiden von Langzeitfolgeerkrankungen erhoben. Die vorhandenen patientenbezogenen Sekundärdaten der Krankenkassen der am Projekt teilnehmenden Patientinnen und Patienten werden den Daten der ersten Erhebung gegenübergestellt.

Weiterführend ist die gesundheitsökonomische Betrachtung zur Ermittlung der positiven Effekte wie gewonnene Lebensjahre und der damit verbundene ökonomische Nutzen für das Gesundheitssystem sinnvoll, da innerhalb des Projektes dies nicht berücksichtigt wird.

11 Erwartbare Ergebnisse

Neben der Befähigung der Patienten im Umgang mit den FGM-Geräten, ist jederzeit ein aktueller Glukosewert verfügbar. Gerade die Dokumentation, Analyse und Interpretation von Daten bei der Behandlung von Diabetes spielen eine zentrale Rolle. Die schonendere Messung der Glukosewerte fördert ein häufigeres Messen durch die Betroffenen selbst, fördert die Compliance und befähigt diese sich aktiv an dem Erfolg der Behandlung zu beteiligen. Auch die Visualisierung der Daten und Angabe des Verlaufs der Werte gibt den Betroffenen mehr Sicherheit, kann die Gefahr von Blutzuckerentgleisungen durch frühzeitigeres Erkennen senken, fördert die Therapietreue. Da Blutglukosewerte jetzt regelmäßig verfügbar sind, bleiben Blutzuckerschwankungen nicht verborgen. Die kontinuierliche Verfügbarkeit und Visualisierung von Ursache und Wirkung, wie z. B. der Einfluss von Ernährung und Bewegung auf den Blutzuckerspiegel, kann die Betroffenen motivieren ihre Ernährung umzustellen, körperlich aktiv zu werden und damit die Stoffwechsellage zu beeinflussen.

Dem Hausarzt sind die Daten sofort verfügbar, auch über einen zurückliegenden Zeitraum, und die Analyse des Blutglukoseprofils wird erleichtert, so dass eine Verbesserung der medikamentösen Therapie wahrscheinlich ist.

Für die Pflegefachkräfte im Krankenhaus ergibt sich durch das sekundenschnelle Scannen der Glukosedaten eine zeitliche Ersparnis und daraus ein ökonomischer Vorteil für das Krankenhaus sowie einen noch effizienteren Einsatz der Mitarbeiter.

Aus gesundheitsökonomischer Sicht ergibt sich die Senkung der Leistungskosten durch eine verbesserte medikamentöse Therapie. Durch die früheren Interventionsmöglichkeiten können Langzeitfolgeerkrankungen vermieden oder hinausgezögert und stationäre Krankenhauseinweisungen gesenkt werden.

12 Übertragbarkeit

An Diabetes leiden etwa 6 Millionen Menschen in Deutschland mit steigender Tendenz.

Das Projekt kann auf andere Krankenhäuser übertragen werden. Dabei sind keine technischen Veränderungen der FGM-Geräte nötig. Um die finanzielle Barriere zur Anwendung der FGM-Geräte zu überwinden, ist die Aufnahme dieser Messmethode als Hilfsmittel in die GKV Regelversorgung wünschenswert. So können die FGM-Geräte vielen Betroffenen zur Verfügung gestellt werden. Denkbar ist auch, dass mittels des Einsatzes des dauerhaften Glukose Monitorings eine verbesserte Versorgung der Patientinnen und Patienten entsteht.

Literaturverzeichnis

BMG. (2015). *Entwurf eines Gesetzes zur Stärkung der Gesundheitsförderung und Prävention (Präventionsgesetz - PrävG).* Abgerufen am 16.05.2015 von http://www.bmg.bund.de/fileadmin/dateien/Downloads/P/Praeventionsgesetz/1412 17_Gesetzentwurf_Praeventionsgesetz.pdf

Bodmer, T. (2015). *Diabetes-Sensation: scannen statt stechen.* Abgerufen am 16.06.2015 von http://www.dak.de/dak/download/ Pressemitteilung_Diabetes_Sensor_2015-1571188.pdf

Bundesministerium für Wirtschaft und Energie (BMWI). (2014). *Förderdatenbank: Aktionsprogramm im Bereich der Gesundheit (2014-2020).* Abgerufen am 23.08.2015 von http://www.foerderdatenbank.de/Foerder-DB/Navigation/Foerderrecherche/suche.html?get=6309f58d4603a05db8f6b3976c e33a17;views;document&doc=2503

Dachverband Adherence e. V. (2011). *Compliance vs. Adherence.* Abgerufen am 21.06.2015 von www.dv-adherence.de

DAK-Gesundheit. (2015). *DAK-Gesundheit startet bessere Diabetesversorgung.* Abgerufen am 26.09.2015 von http://www.dak.de/dak/download/Diabetes-Projekt-1644678.pdf

Deutsche Diabetes Gesellschaft (DDG). (2013). *Gemeinsame Stellungnahme zur Bewertung der kontinuierlichen Glukosemessung mit Real-Time Messgeräten zur Therapiesteuerung bei Patienten mit insulinpflichtigem Diabetes mellitus.* Abgerufen am 29.06.2015 von http://www.deutsche-diabetes-gesellschaft.de/fileadmin/Redakteur/Stellungnahmen/FINAL_Anlage_a_Gemeinsa me_Stellungnahme_GBA-CGM_dDE_mP_final__3_.pdf

Deutsche Diabetes Gesellschaft (DDG). (2015). *Stellungnahme der Deutschen Diabetes Gesellschaft (DDG) und ihrer Arbeitsgemeinschaft für Diabetologische Technologie (AGDT) zu Flash Glukose Monitoring (FGM).* Abgerufen am 16.05.2015 von http://www.deutsche-diabetes-gesellschaft.de/fileadmin/ Redakteur/Stellungnahmen/Stellungnahme_der_AGDT_zu_FGM_LH_2015_1_5.p df

Deutsche Diabetes Gesellschaft (DDG). (o. J.). *Weiterbildung Diabetes-Pflegefachkraft DDG (Klinik).* Abgerufen am 28.08.2015 von http://www.deutsche-diabetes-gesellschaft.de/weiterbildung/diabetes-pflegefachkraft-ddg-klinik/informationen-zur-weiterbildung.html

Deutsche Gesellschaft für Ernährung e. V. (DGE) (Hrsg.). Essen und Trinken bei Diabetes mellitus im Alter: Fit im Alter - Gesund essen, besser leben (2. Auflage, 1 korrigierter Nachdruck). 2014. Bonn: GDE Preprint- und Medienservice GmbH.

Deutscher Diabetiker Bund (DDB). (2014). *Der Deutsche Diabetiker Bund e.V. bezieht Stellung: Aufforderung an die DDG zur klaren Positionierung zur kontinuierlichen Glukosemessung.* Abgerufen am 04.07.2015 von http://www.diabetikerbund.de/aktuelles/presse

Deutsche Diabetes-Hilfe (diabetesDE). (2014). *Deutscher Gesundheitsbericht Diabetes 2014.* Abgerufen am 05.07.2015 von http://www.diabetesde.org /fileadmin/users/Patientenseite/PDFs_und_TEXTE/Infomaterial/Gesundheitsberic ht_2014_kl.pdf

Deutsche Diabetes-Hilfe (diabetesDE). (2011). *Gesundheitsbericht, Insulin-Tabelle, Diabetes-Pass, Risikotest, Amputation, Patientenverfügung, Checklisten, Neudiagnose.* Abgerufen am 16.05.2015 von http://www.diabetesde.org/ueber_ diabetes/infomaterial/#c23121

DiabSite. (2015). *Neue Qualität im Diabetes-Selbstmanagement.* Abgerufen am 26.09.2015 von http://www.diabsite.de/aktuelles/nachrichten/2015/150723.html

Flöttmann, T. (2015). *TheraKey Konzept: Wie die Digitalisierung den Praxisalltag verändert.* Abgerufen am 26.09.2015 von https://www.dgim-onlinekongress.de/aktuelles/nachrichten/nid/wie-die-digitalisierung-den-praxisalltag-veraendert/

Gesundheitsberichterstattung des Bundes (GBE). (2013). *Gesundheitsausgaben in Deutschland.* Abgerufen am 28.06.2015 von www.gbe-bund.de

Gesundheitsberichterstattung des Bundes (GBE). (2015). *Diagnosedaten der Krankenhäuser ab 2000.* Abgerufen am 23.05.2015 von www.gbe-bund.de

Haak, T. (2015). *Flash Glucose Monitoring: Messgenauigkeit und Ausblick auf klinische Outcome-Studien.* Abgerufen am 26.09.2015 von http://www.diabsite.de/aktuelles/nachrichten/2015/150601b.html

Heinemann, L., Hermanns, N., & Siegmund, T. (2014). *Stellungnahme der Deutschen Diabetes Gesellschaft (DDG) und ihrer Arbeitsgemeinschaft für Diabetologische Technologie (AGDT) und diabetes DE (Deutsche Diabetes Hilfe) zum CGM-Vorbericht des IQWiG.* Abgerufen am 27.06.2015 von http://www.deutsche-diabetes-gesellschaft.de/fileadmin/Redakteur/ Stellungnahmen/Stellungnahme_CGM_final_in_DDG-Layout_16.08.pdf

Hodeck, K. (2014). *Pflegewissen Diabetes: Praxistipps für die Betreuung älterer Diabetes-Patienten.* (Bahrmann, A., Hrsg.). Berlin, Heidelberg: Springer Berlin Heidelberg. http://dx.doi.org/10.1007/978-3-642-38409-7

Isfort, M., Weidner, F., Neuhaus, A., Brühe, R., Kraus, S., Köster, V., & Gehlen, D. (2011). *Pflege & Gesellschaft: Zur Situation des Pflegepersonals in Zur Situation des Pflegepersonals in deutschen Krankenhäusern – Ergebnisse des Pflege-Thermometers 2009.* Abgerufen am 27.06.2015 von http://www.dg-pflegewissenschaft.de/2011DGP/wp-content/uploads/2012/12/DGP-1-2011.pdf

Institut für Qualität und Wirtschaftlichkeit im Gesundheitswesen (IQWiG). (2015). *Kontinuierliche interstitielle Glukosemessung (CGM) mit Real-Time-Messgeräten bei insulinpflichtigem Diabetes mellitus.* Abgerufen am 05.07.2015 von https://www.iqwig.de/download/D12-01_Abschlussbericht_Kontinuierliche-Glukosemessung-mit-Real-Time-Messgeraeten.pdf

Lehmann, C. (2010). *Ist Lebensqualität messbar - wenn ja, wie?: Patient Reported Outcomes in der Versorgung schwerkranker Patienten am Beispiel der Onkologie.* Abgerufen am 04.10.2015 von file:///C:/Users/Medion/Downloads/Lehmann_Claudia%20(4).pdf

Liebl, A. (2007). Kosten in der Früh- und Spätphase des Diabetes mellitus. *Der Internist, 48*(7), 708–714. doi:10.1007/s00108-007-1875-0

Martin, S. (2014). Referat – Strukturierte Blutzucker-Selbstmessung bei nicht-insulinabhängigem Diabetes. *Diabetologie und Stoffwechsel, 9*(02), 87. doi:10.1055/s-0033-1362515

Monecke, A. (2015). *Flash Glucose Monitoring: FGM: erste Kassen übernehmen die Kosten.* Abgerufen am 26.09.2015 von http://www.diabetes-online.de/a/1683584

Radbruch, Ch. (2015). *Probleme der Krankenhäuser werden verschärft! Christliche Krankenhäuser vom Reformgesetz enttäuscht.* Berlin. Abgerufen am 30.06.2015 von http://www.christliche-krankenhaeuser.de/#/download-presse

RKI (Hrsg.). (2005). Diabetes mellitus (Heft 24). Berlin: Robert Koch-Institut. Abgerufen am 07.06.2015 von http://www.rki.de/DE/Content/Gesundheitsmonitoring/Gesundheitsberichterstattun g/Themenhefte/diabetes_mellitus_inhalt.html

RKI. (2013). *Diabetes mellitus.* Abgerufen am 15.05.2015 von http://www.rki.de/DE/Content/Gesundheitsmonitoring/Themen/Chronische_Erkran kungen/Diabetes/diabetes_tab.html

Robert Enke Stiftung. *WHO-5-Screeningtest zum Wohlbefinden.* Abgerufen am 24.08.2015 von http://www.robert-enke-stiftung.de/download/WHO-5-Selbsttest.pdf

Statistisches Bundesamt (Destatis). (2011). Diagnosedaten der Patienten und Patientinnen in Krankenhäusern (einschl. Sterbe- und Stundenfälle): Fachserie 12 Reihe 6.2.1. Abgerufen am 23.05.2015 von www.destatis.de/DE/Publikationen/Thematisch/Gesundheit/Krankenhaeuser/Diagn osedatenKrankenhaus2120621137004.pdf

Stiller, J. (2012). *Schlussbericht "Glukose Monitor".* Abgerufen am 23.05.2015 von http://edok01.tib.uni-hannover.de/edoks/e01fb14/77865396X.pdf

Tamayo, T. & Rathmann, W. (2015). *Epidemiologie des Diabetes in Deutschland:* In diabetesDE – Deutsche Diabetes-Hilfe (Hrsg.). Gesundheitsbericht_2015. Die Bestandsaufnahme. Abgerufen am 14.05.2015 von www.diabetesde.org/ fileadmin/users/.../Gesundheitsbericht_2015.pdf

Anhang

Fragebogen zur Hausärztebefragung

Eigene Erstellung des Fragebogens zur Hausärztebefragung.

Sehr geehrte/r Hausärztin/Hausarzt!

Im Rahmen des Projektes zur Wirkung des Einsatzes einer kontinuierlichen Blutglukosemessmethode möchte ich Sie um Ihre geschätzte Teilnahme und um die Beantwortung der nachfolgenden Fragen bitten. Die Befragung dauert erfahrungsgemäß ca. 5 Minuten, welche anonym und unter Einhaltung datenschutzrechtlicher Bestimmungen erfolgt.

1. **Kann das Flash Glucose Monitoring (FGM) dazu beitragen den Blutzuckerwert stabil zu halten?**

   □ voll zutreffend   □ etwas zutreffend   □ nicht zutreffend

2. **Kann das Flash Glucose Monitoring zur Verbesserung der medikamentösen Therapie beitragen?**

   □ voll zutreffend   □ etwas zutreffend   □ nicht zutreffend

3. **Kann die Visualisierung der Blutglukosewerte dazu beitragen die Compliance der Betroffenen zu verbessern?**

   □ voll zutreffend   □ etwas zutreffend   □ nicht zutreffend

Flyer

Diabetes mellitus Typ 2	Flash Glucose Monitoring
Schmerzfrei Messen	Informationsveranstaltung
Jederzeit die Werte im Blick!	**Mittwoch** **15. Juni 2016**
Kennen Sie jetzt gerade Ihren aktuellen Blutzuckerwert?	**Musterfestsaal**
	Klinikum Musterstadt GmbH **Musterstrasse 00, 00000 Musterstadt**
Wir nutzen eine neue Methode zur schmerzfreien Blutglukosemessung.	Kontakt **Klinik für Geriatrie** Tel.: E-Mail: Geriatrie.Klinik@klinikum-musterstadt.org
	Die Teilnahme an der Veranstaltung ist kostenfrei

Bildquelle: http://www.glucomen.de

Bildquelle: www.glucomen.de/#1

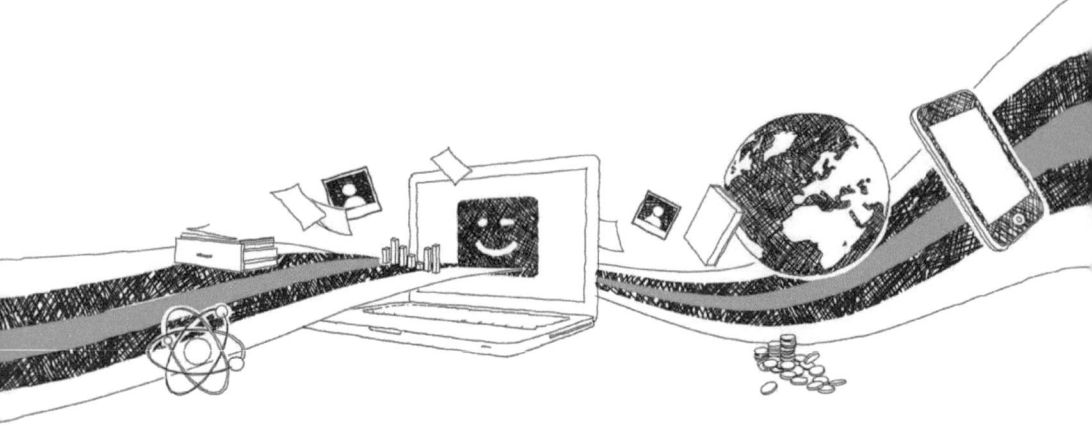
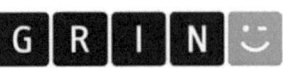